LES

EAUX D'ÉVIAN

LES CONDITIONS D'ACTION DE CES EAUX.

LEURS PROPRIÉTÉS. — COMPOSITION. — EFFETS.

CONTRE INDICATIONS. — INDICATIONS.

Synthèse Clinique

> Avec mon crochet à la main et
> ma hotte sur le dos, je parcours
> le domaine de la science et je
> ramasse ce que je trouve.
>
> MAGENDIE.

PAR

Le Dr F. CHIAÏS

Médecin consultant à Evian-les-Bains (Haute-Savoie)
Médailles des Eaux minérales (Académie de Médecine) Bronze 1886
Médaille d'argent 1890
Rappels de Médaille d'argent 1891, 1892, 1896, 1897, 1898

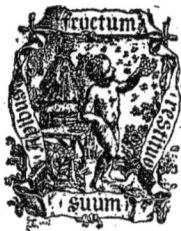

PARIS
SOCIÉTÉ D'ÉDITIONS SCIENTIFIQUES
4, RUE ANTOINE DUBOIS, 4

1899

PRINCIPALES PUBLICATIONS DE L'AUTEUR
sur les Eaux d'Évian

ACTION PHYSIOLOGIQUE DES EAUX D'ÉVIAN. — Travail honoré d'une médaille de bronze par M. le Ministre du Commerce sur proposition de l'Académie de médecine — 1886. Resté inédit.

EAUX D'ÉVIAN ET ARTHRITISME. — Travail honoré d'une médaille d'argent par M. le Ministre de l'Intérieur sur proposition de l'Académie de médecine — 1888. (Camille Coulet, Montpellier. — G. Masson, Paris).

NUTRITIONS PATHOLOGIQUES ET EAUX D'ÉVIAN. — TRANSFORMATION DE LA NUTRITION PATHOLOGIQUE HYPOAZOTURIQUE EN NUTRITION NORMALE. — Travail honoré d'une médaille d'argent par M. le Ministre de l'Intérieur sur proposition de l'Académie de médecine — 1889. (Camille Coulet, Montpellier. — G. Masson, Paris).

NEURASTHÉNIE ET GOUTTE HYPOAZOTURIQUES. — Indications que remplit l'Eau d'Evian.— Travail honoré d'une médaille d'argent par M. le Ministre de l'Intérieur sur proposition de l'Académie de Médecine — 1891. (Camille Coulet, Montpellier. — G. Masson, Paris).

TROUBLES NUTRITIFS CHEZ LES ARTÉRIO-SCLÉREUX. — Indications que remplit l'Eau d'Evian. — Travail honoré d'une médaille d'argent par M. le Ministre de l'Intérieur sur proposition de l'Académie de médecine. — 1892. (Camille Coulet, Montpellier. G. Masson, Paris).

LA NON IDENTITÉ DES FONCTIONS PHYSICO-CHIMIQUES DU MILIEU ORGANIQUE EN ÉTAT DE SANTÉ ET EN ÉTAT DE MALADIE (Congrès de Caen 1894).

LES EAUX D'ÉVIAN DANS L'ARTHRITISME. — LA NEURAS-THÉNIE. — LA GOUTTE. — Travail honoré d'une médaille d'argent par M. le Ministre de l'Intérieur sur proposition de l'Académie de médecine. — Paris, Société d'Editions scientifiques. — 1896.

L'ACTION INTIME ET LES INDICATIONS THÉRAPEUTIQUES DES EAUX D'ÉVIAN. — CHIMIE BIOLOGIQUE ET HÉMA-TOSPECTROSCOPIE. — Travail honoré d'une médaille d'argent par M. le Ministre de l'Intérieur sur proposition de l'Académie de médecine. — Paris, Société d'Editions Scientifiques — 1897.

NOTES CLINIQUES SUR LES EAUX D'ÉVIAN. — *Sommes-nous tous égaux devant les Eaux d'Evian ? Restons-nous toujours égaux à nous-mêmes devant les Eaux d'Evian ?* — Travail honoré d'une médaille d'argent par M. le Ministre de l'Intérieur sur proposition de l'Académie de médecine. — Paris, Société d'Editions Scientifiques — 1897.

L'ACTION RÉDUCTRICE DES EAUX D'ÉVIAN SUR L'ACIDE URIQUE ET LES CORPS VOISINS. — Mémoire présenté au Congrès Français de Médecine (IVe Session) Montpellier.— Travail honoré d'une médaille d'argent par M. le Ministre de l'Intérieur sur proposition de l'Académie de Médecine. — Paris, Société d'Editions Scientifiques. — 1898.

LES

EAUX D'ÉVIAN

LES CONDITIONS D'ACTION DE CES EAUX.

LEURS PROPRIÉTÉS. — COMPOSITION. — EFFETS.

CONTRE INDICATIONS. — INDICATIONS.

Synthèse Clinique

> Avec mon crochet à la main et
> ma hotte sur le dos, je parcours
> le domaine de la science et je
> ramasse ce que je trouve.
>
> MAGENDIE.

PAR

Le Dr F. CHIAÏS

Médecin consultant à Evian-les-Bains (Haute-Savoie)
Médailles des Eaux minérales (Académie de Médecine) Bronze 1886
Médaille d'argent 1890
Rappels de Médaille d'argent 1891, 1892, 1896, 1897, 1898

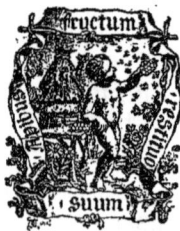

PARIS
SOCIÉTÉ D'ÉDITIONS SCIENTIFIQUES
4, RUE ANTOINE DUBOIS, 4
—
1899

AVANT-PROPOS

L'étude des eaux minérales et leurs indications.

Comment se pose la question.

M. Albert Robin, membre de l'Académie de médecine a nettement posé, dans son *rapport général à M. le Ministre de l'Intérieur sur le service médical des eaux minérales de la France pendant l'année 1886,* le problème à résoudre dans l'étude des eaux minérales et de leurs indications.

Le problème le voici:

« Il ne s'agit plus aujourd'hui, dit-il, de réunir simplement des observations et de dresser des statistiques dont une autre classification des cas viendra probablement ébranler les conclusions. Cette méthode a servi à créer la clinique des eaux minérales ; elle est la base de toutes les indications qui nous guident, et l'on peut même dire qu'aucun progrès nouveau ne peut être effectué sans son appui. Mais à l'heure actuelle elle ne suffit plus à elle seule. Pour pénétrer dans le secret de l'action des eaux minérales, il faut connaître la manière dont elles influencent les échanges organiques, en un mot, leur action sur la nutrition élémentaire.

« On sait que derrière la plupart des affections chroniques — et ce sont celles qui sont justiciables des eaux minérales — il existe des troubles nutritifs, originels ou acquis, antérieurs à la manifestation morbide et qui sont la condition fondamentale de sa forme et de sa durée. Ces vices de la nutrition matérialisent cette manière d'être jadis indéfinissable, à laquelle nos pères ont donné le nom de diathèse, et paraissent si bien conjugués à l'idée représentée par cette dénomination, que les deux termes ne nous représentent plus que des synonymes.

Pourtant, il ne faudrait pas oublier qu'un trouble de la nutrition, quel qu'il soit, reconnaît toujours une cause première dont il n'est que l'expression : aux oxydations accrues ou diminuées, aux dénutritions locales plus ou moins accentuées, aux fermentations accélérées, il est un trouble antérieur, encore mystérieux, auquel on pourrait conserver le nom de diathèse, celle-ci ne représentant pas le trouble nutritif lui-même, mais l'ensemble des causes qui lui donnent naissance.

« La connaissance de ce vice nutritif qu'engendre la diathèse, et dont le rôle essentiel est de préparer en quelque sorte le terrain de la maladie, nous donne le moyen de préjuger du trouble originel, et nous indique le sens dans lequel doit agir la thérapeutique. Par conséquent, les divers moyens de traitement ne s'adapteront exactement aux affections contre lesquelles ils sont dirigés, que si l'on a mathématiquement fixé, au préalable, les modifications qu'ils impriment à la nutrition élémentaire. Et tant que cette recherche n'aura pas été faite pour les eaux minérales, elles manqueront de l'un des éléments les plus importants parmi ceux qui permettent de juger de leurs indications et de leurs contre-indications.

« Pidoux insistait autrefois, avec une grande hauteur d'esprit, sur les cures préventives des maladies chroniques. Reprenant la vieille idée des récorporations, que l'antiquité avait déconsidérée par des pratiques irrationnelles, Pidoux disait qu'il doit exister des moyens de convertir les organismes touchés par l'hérédité, de créer des tempéraments, de modifier ces dispositions organiques encore compatibles avec la santé, qui ne sont, disait-il, que la fleur des maladies chroniques, dont les fruits, mûris par le temps, se développeront dans l'âge adulte et empoisonneront la vieillesse, s'ils laissent l'homme franchir l'âge de retour.

« L'emploi des eaux minérales est un des plus sûrs moyens de produire ces modifications lentes et constitutionnelles, qui doivent aboutir à une inversion du mode nutritif de l'individu ; mais, au moins, faut-il savoir comment réagissent les échanges devant telle ou telle eau minérale ! »

On sait, aujourd'hui, parfaitement, grâce à nos recherches poursuivies pendant dix ans, comment réagissent les échanges nutritifs devant les eaux d'Evian méthodiquement administrées.

Nous avons pu déduire de ces connaissances des indications médicales précises.

Les succès des traitements ont sanctionné nos prévisions théoriques déduites de la connaissance mathématique des modifications que les eaux d'Evian impriment à la nutrition élémentaire.

C'est les résultats de nos recherches physiologiques et de nos recherches thérapeutiques que nous synthétisons dans ce court mémoire. Ils confirment la proposition suivante émise par M. Albert Robin, dans son rapport à l'Académie de 1891 sur les Eaux minérales de la France.

« L'action causée sur la nutrition élémentaire par un médicament est la règle la plus sûre qui puisse dicter ses indications et ses contre-indications, et les exemples sont nombreux qui démontrent que quand on connaît à fond l'effet d'un agent médicamenteux sur les échanges, on peut pressentir d'une façon presque certaine toute l'étendue de ses applications thérapeutiques. »

Ce sont ces recherches qui nous ont permis de trouver de nouvelles indications du traitement méthodique avec les eaux d'Evian : dans l'hypoazoturie absolue et dans l'hypoazoturie relative : dans les dyspnées des arterioscléreux et dans la réduction et dans l'élimination imparfaite de l'acide urique et des corps voisins : dans l'élimination irrégulière des chlorures et dans l'osmose irrégulière: dans les dépressions nutritives de la neurasthénie, du surmenage et dans les auto-intoxications : dans l'insuffisance des organes réducteurs, foie, reins, cerveau, muscles, nerfs epithéliums et dans les réductions ralenties de l'oxyhémoglobine : dans les maladies cardiaques artérielles et dans les maladies cardiaques valvulaires quand elles se compliquent d'insuffisance rénale, d'insuffisance hépatique et d'osmose ralentie.

OSMOSE CELLULAIRE

De l'osmose dans l'état physiologique et dans les états pathologiques.

L'Académie impériale des sciences de Saint-Pétersbourg posait en 1785 la question suivante. Quelle est la cause qui, hors des vaisseaux, met les humeurs en mouvement? On ne put à cette date pas répondre à cette question.

En 1785 la chimie, la physique, la physiologie, la micrographie ne possédaient pas encore les connaissances nécessaires pour résoudre ce problème.

Ce n'est qu'en 1826 que Dutrochet fit connaître l'osmose, qu'un heureux hasard d'observation microscopique avait mise sous ses yeux et son endosmomètre qui devait entre les mains de Graham faire considérablement avancer l'étude de la circulation des humeurs hors des vaisseaux.

Les mouvements des humeurs dans les espaces intercellulaires sont dûs surtout à la tension superficielle des liquides et à la capillarité. Les mouvements dans les cellules sont sous la dépendance de la capillarité et sous la dépendance de la contractilité des protoplasmas. La pénétration et la sortie des humeurs à travers la paroi des cellules et la partie épaissie des protoplasmas des cellules sans enveloppe sont dues à la force osmotique.

Nous appelons avec Graham, *osmose* le courant le plus énergique.

Le courant osmotique le plus énergique ne se fait pas toujours à travers une membrane organique avec la même intensité et dans le même sens. La nature du corps dissous, et même, *fait capital*, le degré de la solution d'un même sel peuvent changer le sens du courant le plus fort. Avec le chlorure de sodium, l'osmose atteint son maximum de vitesse de dehors en dedans quand le sel

correspond à 0,00125 du poids de l'eau : si la proportion
de sel dépasse 0,01, la force osmotique diminue rapidement et devient même négative, c'est-à-dire de sens
contraire. Les mêmes particularités s'observent avec le
chlorure de potassium. Avec un sirop de sucre de densité
1,070 à l'intérieur du tube et de l'eau pure à l'extérieur de
la membrane, Dutrochet vit le mouvement ascensionnel
s'arrêter au bout de 36 heures. La colonne d'eau soulevée
équivalait à une colonne de mercure de 617 millimètres de
hauteur et à ce moment la solution de l'osmomètre
contenait exactement 1 partie de sucre pour 7 parties
d'eau.

Un sirop de densité 1,300 produisait une endosmose
capable de soulever une colonne du poids énorme de qua-
tre atmosphères et demie.

Pour les solutions acides le courant osmotique subit
une inversion suivant la température et suivant la concentration. A une température déterminée il existe un degré de
concentration pour lequel il y a équilibre entre l'eau exté-
rieure et la solution acide : les impulsions sont égales des
deux côtés de la membrane, les deux liquides qu'elle sé-
pare sont *isotoniques* (Vries).

A la température de 15° *la solution d'acide tartrique
de densité 1.1* dont 100 parties contiennent 21 parties
d'acide cristallisé *est isotonique à l'eau.*

Si la *liqueur est plus concentrée* l'osmose entraînera
l'eau vers le corps dissous..

Si la *solution* est *moins riche* le mouvement se fera de
l'acide vers l'eau. On voit ici le liquide marcher de la
solution la plus dense vers la moins dense.

Ces faits nous disent qu'il faut dans l'étude de l'osmose
nous dégager des idées préconçues et qu'il est sage d'éviter les généralisations hâtives. Il faut ici comme du reste
dans l'étude de tous les faits qui se rattachent aux sciences physiques, chimiques et physiologiques imiter Magendie.
« Lorqu'on lui disait : suivant telle loi, les choses doivent
se passer ainsi ; ou bien, l'analogie indique que les phéno-
mènes auront lieu de telle ou telle manière. Je n'en sais
rien, répondait-il ; expérimentez et vous direz ce que vous
aurez vu. Expérimentez, telle est la réponse invariable
qu'il a faite pendant quarante ans à toute question de ce
genre. Le raisonnement et l'induction n'étaient absolument
rien pour Magendie. A ce que nous apprend Claude-
Bernard ». — Ils ne doivent être rien pour le médecin,

quand il étudie l'osmose dans les organismes vivants.

Dans les milieux vivants de l'être humain, l'activité osmotique n'est pas la même à toutes les heures de la journée. Elle n'est pas la même dans l'état physiologique et dans les états pathologiques.

On peut vérifier ces propositions en tenant compte, d'une part, des quantités de liquides bus dans les 24 heures, et des heures des prises des boissons : et d'autre part, des heures des mictions, des quantités et des densités de ces mictions.

Si l'état des fonctions de la nutrition est physiologique : 1° La quantité des liquides rendus dans les 24 heures par la sécrétion urinaire est un peu supérieure à la quantité des liquides pris en boisson ; 2° L'urine des mictions qui se produisent après le repas du milieu du jour est à faible densité et elle est peu colorée. La densité des urines se relève rapidement deux à trois heures après le repas ; 3° Le repas du soir ne provoque qu'un abaissement très faible et de la densité et de la coloration des urines rendues après ce repas ; il est même assez commun de constater que la densité des urines reste après ce repas ce qu'elle était avant ; 4° Dans les 12 heures de jour la sécrétion urinaire élimine plus des deux tiers des quantités des liquides urinaires rendus dans les 24 heures ; 5° Les chlorures de sodium et de potassium qui, par les variations de leurs proportions dans les solutions humorales peuvent ralentir puis modifier le sens de l'activité osmotique sont éliminés toutes les 24 heures dans les proportions de 12 à 14 grammes. D'après l'analyse de Schmidt les plasma sanguin total d'un homme adulte ne contient que 16 gr. 711 de chlorures.

Si l'état des fonctions de la nutrition est pathologique l'osmose ne présente plus les caractères que nous venons de faire connaître : 1° la quantité des liquides bus et les quantités de liquide sécrété par les reins n'ont plus les mêmes rapports proportionnels : dans certains états pathologiques les quantités de liquide rendu dans les 24 heures par la sécrétion urinaire sont de beaucoup inférieures aux quantités de liquides pris en boisson ; c'est le fait qui se produit dans tous les états fébriles et dans tous les états qui préparent lentement mais progressivement les états cachectiques : dans d'autres états pathologiques les quantités de liquide urinaire, des 24 heures sont supérieures aux quantités des liquides pris en boissons, c'est ce qui

se réalise à certains moments de l'évolution de la glycosurie, dans certains états nerveux, dans la sclérose rénale,
etc. Les types pathologiques sont nombreux. Il sera facile
de les fixer par l'observation chimique ; 2° L'urine qui est
sécrétée après le repas de midi ne prend pas, comme cela
se réalise dans l'état physiologique, les caractères de l'urine
dite urine des boissons. La densité des urines reste après
ce repas très approximativement ce qu'elle était avant le
repas. Le fait est constant dans tous les états pathologiques
aigus et chroniques ; 3° La quantité d'urine sécrétée la
nuit est supérieure à la quantité d'urine sécrétée le jour. Il
y a donc inversion de la formule physiologique. Il est possible dans ces cas de retrouver dans les urines de la nuit
le caractère des urines à faible densité qu'on ne constate
dans l'état physiologique qu'après le repas du milieu du
jour : les particularités physiques des urines et ce mode
spécial de la sécrétion urinaire sont fréquents dans les ar-
terio-scléroses et chez les vieillards ; 4° Les chlorures ne
sont rendus, toutes les 24 heures, que dans les proportions
de 6 à 7 grammes et quelquefois dans des proportions
moindres. La diminution de l'élimination des chlorures
s'accentue avec l'accentuation de la gravité de la maladie.
Que deviennent ces chlorures ? Sont-ils retenus dans le
plasma sanguin, et modifient-ils de ce fait l'activité et le
sens du mouvement osmotique ? Ou bien sont-ils éliminés
par d'autres voies ? Ce sont des problèmes que pose l'étude
de l'osmose et qui sont encore à résoudre par l'analyse
chimique.

L'étude différentielle de l'osmose en état de santé et de
l'osmose en état de maladie est presque entièrement à faire.
Les faits que nous signalons indiquent dans quel sens et
suivant quelle méthode les recherches doivent être prati-
quées. Ces déterminations ont un intérêt pratique de
premier ordre, car le mode et l'activité de la circulation
de l'eau dans les êtres vivants jouent un rôle dynamique
considérable dans le chimisme intra-organique.

Ramener les circulations osmotiques pathologiques au
type osmotique physiologique c'est réaliser les conditions
de la guérison d'une foule de maladies chroniques.

Le traitement méthodique d'Evian constitue un des
moyens les plus certains pour ramener au type physiologique un certain nombre d'osmoses pathologiques.

LES EAUX D'ÉVIAN-LES-BAINS

I

Conditions de réalisation de leurs effets. Quelques points de fait.

Pour que les eaux d'Evian exercent leurs effets théra-
peutiques, suffit-il de les boire ?

Non : car les effets thérapeutiques sont sous la dépendance des trois faits physiologiques suivants : 1° absorption
rapide de l'eau par les voies digestives ; 2° rapide osmose
de l'eau à travers l'organisme ; 3° rapide et totale élimination de l'eau par les reins.

Si ces trois actions physiologiques ne sont pas réalisées
par l'organisme, le traitement reste sans effets thérapeutiques.

Les effets des eaux d'Evian sont-ils sous la dépendance
de la quantité d'eau bue ?

Tant que la question de l'action interne des eaux d'Evian
est restée sans solution, on a pu, en s'appuyant sur de sim-
ples prévisions théoriques, légitimement croire que la
masse d'eau jouait dans le traitement d'Evian le rôle
fondamental. Aujourd'hui nous connaissons cette action
intime, et les conditions expérimentales de cette action.
Continuer à affirmer, que, dans le traitement d'Evian,
c'est à la masse d'eau employée que revient le rôle thérapeutique ce serait soutenir une erreur. On réalise tous les
effets thérapeutiques du traitement d'Evian avec des quantités d'eau modérées. Des quantités moyennes d'un litre à

un litre et quart, prises par doses espacées, le matin, avant toute alimentation, suffisent généralement à la réalisation de tous les effets thérapeutiques : si, comme nous l'avons dit plus haut, la totalité des effets physiologiques s'est manifestée.

Il est rarement utile de dépasser les doses maxima de 1500 centimètres cubes.

Les trois actes physiologiques, rapide absorption, rapide circulation osmotique, rapide élimination rénale, se réalisent-ils nécessairement toutes les fois que l'on prend, le matin avant toute alimentation, une certaine quantité d'eau d'Evian ?

Si l'organisme est en état physiologique parfait ces trois actes physiologiques se manifestent dès le premier jour.

Si au contraire l'organisme est malade une préparation des organes et des cellules par entraînement progressif est nécessaire à leur réalisation. Sans cet entraînement, non seulement le traitement reste sans effet, mais il peut provoquer des complications pathologiques.

Si les voies digestives ne sont pas préparées à l'absorption, les eaux provoquent des troubles digestifs : embarras gastrique et diarrhée. Ces troubles ne sont pas toujours sous la dépendance de la même cause. Chez les uns l'eau n'est pas absorbée parce que leur estomac ne vide pas son contenu dans l'intestin grêle ; chez les autres parce que le foie est congestionné et tout le système porte est atteint de stase veineuse ; chez d'autres encore parce que le système nerveux viscéral est atteint d'insuffisance fonctionnelle. Un examen attentif du malade par le médecin permettra seul de dire à laquelle de ces causes tient la non-absorption rapide de l'eau d'Evian par les voies digestives. D'autres causes encore peuvent rendre difficile cette absorption : nous n'énumérons ici que les causes les plus communes.

Si les reins ne sont pas préparés à l'élimination, l'eau

d'Evian prise en trop grande quantité les congestionne, la sécrétion urinaire diminue, et du sang même apparaît dans les urines. C'est une très grosse erreur physiologique de croire qu'on peut mécaniquement forcer la barrière rénale. Si le rein est atteint d'insuffisance fonctionnelle, il faut traiter cette insuffisance comme on traite toutes les autres insuffisances ; par le repos, par l'entraînement progressif, par des dérivations compensatrices, etc. Ce n'est qu'après que ces traitements préalables auront été mis en pratique que la cure d'Evian réalisera tous ses bienfaisants résultats thérapeutiques.

Si la circulation osmotique des cellules n'est pas suffisamment préparée par un entraînement progressif à la suractivité fonctionnelle, qui est une des conditions du succès du traitement par les eaux d'Evian, l'organisme ne se débarrasse pas de la totalité de l'eau absorbée; le chimisme intra-organique au lieu de tendre vers le fonctionnement physiologique se pervertit. Le traitement cesse d'être utile. Le malade maigrit, et il maigrit par perturbation pathologique. Ces effets pathologiques ne doivent pas être mis sur le compte des Eaux. Leur raison d'être est tout entière dans la manière vicieuse d'appliquer le traitement.

La préparation d'un organisme à la réalisation des trois effets physiologiques des eaux d'Evian : (rapide absorption, rapide osmose intra organique, et rapide élimination rénale,) est quelquefois lente. Il m'est arrivé bien des fois d'avoir à entraîner l'organisme pendant plus de 15 jours avant de le trouver dans les conditions voulues pour que le traitement d'Evian put commencer à réaliser ses effets thérapeutiques. Chez ces malades le séjour à Evian dut être prolongé bien au dela des 20 à 22 jours théoriques.

On ne peut jamais dire de prime abord quelle sera la durée d'un traitement thermal. On fixera cette durée, à Evian, par la constatation des effets physiologiques et des effets thérapeutiques que nous avons appris à reconnaître, en étudiant l'action interne de leurs eaux.

Une cause qui entrave l'activité osmotique des cellules de notre organisme c'est le mode d'être de la tension artérielle. Une tension trop faible, et une tension trop élevée peuvent altérer le mode fonctionnel physiologique de l'osmose cellulaire. Ce n'est que lorsque les irrégularités des tensions artérielles auront été guéries que les eaux d'Evian réaliseront la totalité de leurs effets. Le médecin doit encore ici intervenir.

Son intervention ne sera pas seulement utile, elle sera nécessaire pour prévenir des complications cardiaques : arythmies, accélération du pouls, menace de dilatation, etc.; et des complications cérébrales, congestions et même hémorrhagies, si le système artériel est atteint d'artériosclérose avec anevrysmes miliaires.

Tant qu'on ne soignait à Evian que des personnes peu malades, la surveillance médicale du traitement était de peu d'utilité. Aujourd'hui on y traite et on y traite avec succès, des malades. Tout malade voulant à la fois éviter tout accident, et tirer du traitement tous les effets bienfaisants dont il est capable, doit ne rien laisser au hasard, et ne plus se contenter de croire qu'il aura régulièrement fait un traitement d'Evian parce que pendant 20 jours consécutifs il aura bu une quantité fantastique d'eau.

Il nous a paru utile de faire précéder notre résumé succinct des effets physiologiques, des contre-indications et des indications du traitement d'Evian, déjà paru dans le Bulletin Médical, de l'exposé de ces quelques points de faits, parce que, s'il y a plus d'un siècle que les eaux d'E-vian ont commencé à être utilisées en médecine avec quelque régularité, il n'y a pas dix ans encore que leur mode d'action interne a été nettement précisé.

Bien et bien des faits scientifiques que la connaissance de l'action interne des Eaux d'Evian a précisés, avaient été pressentis par les divers médecins qui ont eu à étudier les eaux d'Evian à la source ; mais ils restaient dans le vague hypothétique qui laisse la porte ouverte à toutes les discussions.

Tous les faits que nous résumons dans notre court mémoire sont aujourd'hui basés sur des faits d'ordre matériel. Ils peuvent tous être soumis à la balance et au calcul.

On ne peut dire aujourd'hui des eaux d'Evian que ce sont des eaux indifférentes. Ce sont des eaux puissantes pour le bien et d'un maniement délicat. Si l'on veut se rendre compte des progrès réalisés, qu'on veuille bien lire notre mémoire, après avoir pris connaissance de l'appréciation sur les eaux d'Evian d'un maître en hydrologie, du très regretté Max Durand-Fardel. qui n'avait certainement connu les eaux d'Evian que par théorie ;

« Les eaux d'Evian ne présentent guère qu'une minéralisation négative. Elles sont administrées en bains, en douches et à l'intérieur. On leur a attribué une signification thérapeutique et une portée curative que nous ne saurions admettre. Nous hésitons à voir, dans l'emploi des eaux d'Evian, autre chose qu'un traitement hydrothérapique administré dans des conditions spéciales. Quoiqu'il en soit, ce qui recommande réellement le traitement qu'on y fait, ce sont des propriétés sédatives qui trouvent particulièrement leurs applications dans la gastralgie et dans les affections catarrhales ou névropathiques de l'appareil urinaire. L'excellence des conditions hygiéniques qui s'y joignent ajoute à ce traitement des qualités toniques et reconstituantes, dont il ne convient pas d'exagérer la portée. »

Bien des médecins jugent encore le traitement d'Evian comme le jugeait Max Durand-Fardel. C'est pour eux que nous avons résumé ces quelques pages. Puissent-elles leur inspirer le désir de venir contrôler les faits que nous certifions réels sur les actions thérapeutiques variées des eaux d'Evian.

Le contrôle sera des plus faciles, s'ils veulent bien se conformer aux indications que nous avons données

dans nos publications sur les eaux d'Evian parues
jusqu'à ce jour, et qui toutes nous ont valu l'approbation de l'Académie de Médecine et des récompenses
de M. le Ministre du Commerce et de M. le Ministre de
l'Intérieur. Ce n'est point par gloriole que nous rappelons
l'approbation de l'Académie de Médecine. C'est dans l'es-
poir qu'on voudra bien refaire nos expériences, car dans
l'étude des eaux d'Evian se trouve la solution du problème
de l'action dynamique de l'eau dans les fonctions chimiques des êtres vivants (plantes et animaux). Ce problème
touche à la pathogénie de toutes les maladies aiguës et
chroniques.

LES EAUX D'ÉVIAN-LES-BAINS

II

Propriétés. — Composition. — Effets.
Contre-indications. — Indications.

Évian-les-Bains possède une série de sources minérales qui présentent entre elles la plus grande analogie de composition chimique et de thermalité : toutes sont à faible minéralisation et toutes sont froides. Les sources utilisées sur place, pour l'usage externe et pour l'usage interne, sont dans l'ordre de leur importance : la source Cachat, la source Bonnevie, la source Guillot, la source des Cordelliers, la source Clermont. C'est la source Cachat qui a appelé l'attention des médecins sur Evian ; elle reste, jusqu'à présent, la mieux étudiée et au point de vue physiologique et au point de vue thérapeutique.

PROPRIÉTÉS — COMPOSITION — MODE D'EMPLOI

Propriétés physiques. — L'eau de toutes les sources est claire, limpide, incolore, inodore, sans goût, d'une très agréable fraîcheur. Leur température oscille entre 11 et 12 degrés centigrades. Elles sont fortement aérées ; cette aération se traduit par le dégagement de bulles de grosseur moyenne et par des bulles plus petites. Les bulles de grosseur moyenne se dégagent en quelques secondes, les petites bulles ne se dégagent que très lentement. Les unes et les autres sont formées par un mélange d'oxygène, d'azote et d'acide carbonique.

Composition chimique. — Un litre d'eau d'Evian ne contient que o gr. 4247 de composants chimiques. Dans le groupement théorique, le bicarbonate de chaux repré-

sente plus de la moitié de la masse totale (0 gr. 2822) ; les
sels de magnésie en forment plus du cinquième (0 gr. 1244).
Dans une classification chimique il faudrait les mettre
parmi les eaux minérales bicarbonatées calciques et magné-
siennes froides. Mais dans les effets des eaux d'Evian la
minéralisation n'est, spécifiquement, ni la cause de l'action
physiologique, ni la cause des actions thérapeutiques; elle
en est simplement la condition. Les propriétés des eaux
d'Evian sont toutes sous la dépendance de la suractivité
des mouvements osmotiques ; elles n'agissent ni par ce
qu'elles apportent, ni par ce qu'elles emportent, elles agissent par les mouvements cellulaires et intercellulaires
qu'elles provoquent. L'osmose réalise son maximum de
vitesse quand les membranes organiques sont baignées par
des solutions salines faibles et spécialement par une solution qui correspond à 0,00125 de chlorure de sodium du
poids de l'eau. Les eaux d'Evian contiennent en chlorure de
sodium, 0 gr., 00300. La quantité de glairine est de
0 gr., 0146. Tous les éléments minéraux des eaux d'Evian,
à l'exception de l'acide nitrique et de l'alumine, se rencon-
trent régulièrement dans le sérum sanguin.

Des eaux d'Evian et de ses analogues, il faut faire une
famille à part, que l'on pourrait appeler : les *Eaux*, très
faiblement minéralisées, à *suractivité osmotique*. La thermalité n'a pas d'influence spécifique sur ce phénomène.

Modes d'emploi. — Les eaux d'Evian sont surtout à
usage interne. Dans les diverses applications externes
(bains, douches) on ne cherche que des adjuvants de la
médication interne. On obtient le maximum d'effet en asso-
ciant les deux modes de traitement. Le traitement interne
doit se faire à jeun et avec un entraînement progressif. La
non préparation des voies d'absorption peut occasionner
des troubles digestifs ; la non préparation des voies d'élimination congestionne les reins, provoque du vertige et,
chez les artério-scléreux avec lésion anatomique prononcée,
occasionne même des congestions cérébrales et des troubles cardiaques.

ACTION PHYSIOLOGIQUE

Quand un organisme est en état général physiologique, les eaux d'Evian sont rapidement absorbées par les voies digestives ; elles s'osmosent avec une très grande activité ; et elles s'éliminent en quelques heures par les reins, sans modifier le type chimique de la nutrition.

Si l'organisme est en état de dépression nerveuse, ou de grande fatigue nerveuse ; s'il présente un état circulatoire avec hypertension ; s'il a une nutrition hypoazoturique ; si l'estomac est dilaté ; si le foie est congestionné ; si les reins sont depuis longtemps atteints d'insuffisance par atonie nerveuse, le triple effet, de rapide absorption, de rapide osmose et de rapide élimination par les reins ne se réalise qu'après un entraînement de plusieurs jours, quelquefois même il ne s'obtient qu'après l'emploi de médications adjuvantes. Le type chimique de la nutrition est alors modifié par le traitement.

Si le cœur est en imminence d'asystolie avec œdèmes ; si le foie, si les reins sont atteints de dégénérescence granulo-graisseuse, ou de sclérose avancée ; si la dépression nerveuse est absolue, le triple effet physiologique, qui est la condition indispensable des effets thérapeutiques, ne se manifeste point. Les eaux d'Evian ne donnent aucun résultat utile. Les états fébriles chroniques entravent les effets physiologiques des eaux d'Evian d'une manière absolue ; les états fébriles aigus ne suspendent ses effets que momentanément

Dans un organisme qui réalise le triple effet de rapide absorption, d'osmose rapide et d'élimination rapide et totale par les reins, les eaux d'Evian produisent la suractivité des fonctions aérobies et des fonctions anaérobies de toutes les cellules. Les centres réducteurs, foie, reins, poumons, cartilages, nerfs, muscles, épithéliums sont soumis à une stimulation qui se traduit par la réduction d'une plus grande quantité d'albuminoïdes et par la réduction plus complète des albuminoïdes ; l'urée augmente plus que n'augmentent proportionnellement les autres composants urinaires. L'acide urique disparaît assez souvent complètement en cours de traitement. L'élimination des déchets de la nutrition devient parfait. Ce qui démontre ce dernier fait c'est le relèvement de la somme totale des solides urinaires et, plus spécialement, l'élévation très marquée de la somme des chlorures. Elles régularisent les tensions circulatoires et diminuent la fréquence du pouls. Elles font disparaître les oppressions d'effort et les dyspnées toxiques.

CONTRE-INDICATIONS

Les contre-indications du traitement par les eaux d'Evian sont posées : les unes par leur effet de rapide élimination par les reins ; les autres par leur action sur la nutrition, et les autres enfin par la nécessité de provoquer la rapide élimination de l'eau par les reins, qui est la condition indispensable de la réalisation de la totalité des effets thérapeutiques.

Les grandes masses d'eau congestionnent les reins et provoquent quelquefois des hémorragies capillaires. La rapide élimination de l'eau par les reins, si elle est trop longtemps soutenue par des prises d'eau trop fréquentes, produit de la desquamation épithéliale des tubuli. Les néphrites parenchymateuses contre-indiquent, d'une façon absolue, les fortes doses et les prises à faibles intervalles. Les scléroses rénales avec albuminurie ne sont pas modifia.bles par le traitement d'Evian.

L'hypertrophie de la prostate avec rétention partielle des urines impose pour le traitement par les eaux d'Evian la plus grande prudence. Si la rétention d'urine est complète la contre-indication est absolue.

Les dysuries d'origine nerveuse contre-indiquent ce traitement d'une manière absolue.

L'effet chimique sur la nutrition contre-indique le traitement d'Evian dans le diabète avec azoturie, avec phosphaturie et avec albuminurie abondante. Il le contre-indique aussi dans l'hyperazoturie et la phosphaturie sans glycosurie.

Les effets thérapeutiques des eaux d'Evian étant sous la dépendance directe de l'osmose rapide et de l'élimination rapide de l'eau par les reins, toutes les causes qui entravent l'osmose rapide, et empêchent l'élimination rapide et totale de l'eau par les reins contre-indiquent le traitement d'Evian, parce qu'il restera nécessairement sans effet. Nous avons déjà énuméré ces causes plus haut, dans le paragraphe qui traite de l'action physiologique des eaux d'Evian. Inutile de les énumérer à nouveau.

L'artério-sclérose avancée contre-indique les grandes masses d'eau et les prises d'eau pendant l'après-midi et la soirée.

Il n'est pas toujours possible de dire *a priori* si tel ou tel organisme répondra ou ne répondra pas à l'incitation du traitement par les eaux d'Evian. L'incertitude clinique dans bien et bien des cas ne pourra être dissipée que par l'expérimentation. Dans tous les cas que nous venons de rapidement passer en revue, cette expérimentation devra être dirigée avec prudence et mesure ; ce n'est pas toujours sans danger que l'on boit alors, hors des repas, de grandes quantités d'eau d'Evian.

INDICATIONS

L'empirisme avait, avant toute prescription médicale, conduit les malades à utiliser les effets de la rapide élimination des eaux d'Evian par les reins. La science seule pouvait indiquer les emplois thérapeutiques que l'on devait faire de l'effet de sa rapide osmose.

La rapide élimination par les reins, qui fait qu'en moins de 25 minutes plus de 300 cc d'urine d'une densité inférieure à 1004 se déversent dans la vessie, a posé l'indication du traitement d'Evian dans tous les cas où il y a utilité de laver les voies urinaires ; les suppurations et les catarrhes des bassinets, des uretères et de la vessie sont traités avec succès à Evian. L'urine n'étant à ce moment qu'une dilution très étendue, elle devient capable de dissoudre les mucosités et de désagréger les calculs phosphatiques. Son afflux rapide et soutenu permet d'entraîner hors des voies urinaires et les calculs microscopiques qui sur de nombreux goutteux se forment dans les tubes urinifaires des pyramides rénales, et les calculs plus volumineux des bassinets, des uretères et de la vessie.

L'effet de rapide osmose caractérisé par la suractivité des fonctions de la nutrition, par la réduction complète des albuminoïdes, par la mise en activité des centres réducteurs, par la stimulation des fonctions aérobies et des fonctions anaérobies de toutes les cellules indique le traitement d'Evian dans un certain nombre des maladies que l'on a appelé les maladies par ralentissement de la nutrition : c'est-à-dire dans l'oxalurie, dans la gravelle, dans le diabète, dans l'obésité, dans l'asthme, dans la migraine, dans la lithiase biliaire, *quand elles sont arrivées à la période du ralentissement vrai des échanges nutritifs.* Cette période est marquée par la diminution de la quantité des urines des vingt-quatre heures. La diminution porte sur l'eau, sur l'urée, sur l'acide phosphorique, sur l'acide urique et sur les chlorures.

Dans ces maladies le traitement par les eaux d'Evian est indiqué, même avec un taux normal des solides urinaires, quand l'urée ne représente que le quart et même quand elle ne représente que le tiers de la masse totale des solides urinaires. Dans le diabète, la détermination du rapport de l'urée doit être faite après défalcation de la quantité de glucose.

Pour la goutte le traitement d'Evian est utile à toutes les périodes de son évolution parce que le goutteux présente de l'acide urique en excès dans son sang et dans ses humeurs, alors même qu'il n'y a pas excès de formation de cet acide (Garrod).

Le traitement a sur l'acide urique une action non seulement d'entraînement, mais de réduction (Chiaïs).

L'action sur les fonctions anaérobies des cellules explique les succès du traitement d'Evian dans les insuffisances de tous les organes réducteurs :

1° dans l'*insuffisance hépatique* reconnaissable à des gonflements irréguliers du foie, à de légères teintes subictériques des conjonctives, à la diminution de l'urée urinaire, à la dyspepsie atonique avec ou sans flatulence, à de la constipation, à de faibles traces d'albumine dans les urines ;

2° dans l'*insuffisance rénale* marquée par la diminution de la diurèse liquide et de la diurèse solide et surtout par la diminution des chlorures urinaires ;

3° dans l'*insuffisance de la fonction réductrice des poumons* qui est cause des dyspnées d'effort, des dyspnées toxiques et des asthmes dits arthritiques des goutteux ;

4° *dans les insuffisances réductrices des parties blanches* du *cerveau*, de la *moelle épinière*, des *nerfs*, des *muscles*, insuffisance qui sont la raison des troubles nerveux et des fatigues musculaires des neurasthéniques déprimés et des surmenés, qui se guérissent si bien à Evian ;

5° dans les *atonies des épithéliums* des muqueuses gastro-intestinales, fréquentes chez les dyspeptiques ;

6° dans *les ralentissements d'action des cartilages articulaires* qui laissent chez les goutteux des dépôts uratiques s'accumuler dans leur épaisseur et préparer les tophus.

L'action sur les fonctions aérobies des cellules et des tissus indique l'emploi du traitement d'Evian dans les *auto-infections chroniques*, quelles qu'en soient les manifestations d'organe, mais tout spécialement dans les dyspnées d'effort et dans les dyspnées toxiques, si fréquentes chez les artério-scléreux, au début de leur maladie, avant toute altération anatomique (Huchard).

L'effet de la régularisation de la circulation, qui est la conséquence de la régularisation de l'osmose, de la disparition des causes d'intoxication, de la régularisation des actes chimiques de la nutrition, indique le traitement d'Evian dans les *troubles circulatoires et pulmonaires des*

cardiopathies artérielles et dans les troubles cardiaques et
vasculaires des dyspeptiques, des hépatiques, des rénaux.
Les *cardiaques valvulaires* eux-mêmes se trouvent bien
d'un traitement à Evian si leur lésion se complique de
ralentissement dans les mouvements osmotiques et d'insuffisance rénale.

La régularisation de toutes les fonctions physico-chimiques de la nutrition a pour conséquence la guérison des
dyspepsies atoniques, spécialement des dyspepsies résultat du surmenage du système nerveux et qui se révèlent
au médecin par de la pseudo-dilatation, du clapotage de
l'estomac très accentué après les repas, de la constipation,
des rêvasseries la nuit et un réveil pénible accompagné de
lourdeur de tête et de brisement des membres.

Dans la grande classe des *albuminuries* on ne traite
avec succès, à Evian, que les *albuminuries des dyspeptiques*, les *albuminuries hépatiques* et les albuminuries qui
sont liées à la présence de cristaux d'acide urique dans
les tubes urinifères.

RESSOURCES THÉRAPEUTIQUES COMPLÉMENTAIRES

Les pratiques hydrothérapiques ne jouent qu'un rôle
secondaire dans le traitement d'Evian. S'il y avait indication de les associer au traitement interne, on trouve à
Evian, et comme bains et comme douches et comme piscine,
les installations les plus modernes et les plus complètes.

Le climat d'Evian, qui se recommande à la fois et par
son action tonique et par ses actions sédatives, apporte
certainement son contingent d'effets dans les résultats thérapeutiques. On peut, avec avantage, prolonger son séjour
à Evian après la cure thermale. Les installations hygiéniques sont parfaites et pour les eaux potables et pour le
système d'égouts.

Les nombreux bateaux à vapeur qui font escale à Evian
permettent l'emploi d'une aération parfaite dans les conditions de repos que réclament plus d'une forme de neuras-
thénie.

A LA MÊME SOCIÉTÉ D'ÉDITIONS